ANDERS ESSEN ☯ ANDERS LEBEN

Max Grell

ANDERS ESSEN

Makrobiotik für Europäer

ANDERS LEBEN

Hallwag Verlag Bern und Stuttgart

Umschlag und Gestaltung:
Robert Buchmüller

Gesamtherstellung: Hallwag AG, Bern
ISBN 3 444 10302 6

Inhalt

Das Allgemeine und das Besondere

Die Makrobiotik ist in Japan entstanden. Ihr Inhalt aber ist universell. Dieses Buch setzt sich zum Ziel, sie für Europa zu interpretieren.

Die Makrobiotik ist ein Begriffsgefüge, eine Art zu denken. Abgeleitet daraus eine Art zu handeln, zu leben, zu essen. Diese Denkweise ist für Japan und für Europa genau die gleiche, weil sie universell ist. Die Essensweise ist verschieden, weil die beiden Regionen Verschiedenes an Nahrung hervorbringen.

George Ohsawa gilt als der Begründer oder geistige Vater der Makrobiotik. Man würde wohl besser sagen: ihr Entdecker, denn ihre Substanz ist uraltes japanisches Gedankengut — das Denken in den Begriffen Yang und Yin einerseits und die Betonung der Wichtigkeit der Ernährung anderseits, wie sie in den Männerklöstern des Zen-Buddhismus Beachtung fand. Vielleicht liegt die «Leistung» Ohsawas in der Verbindung der beiden Prinzipien.

George Ohsawa heilte sich mit 18 Jahren von einer Tuberkulose. Damit ist eigentlich bereits das Wesentliche gesagt: Ziel jedes makrobiotischen Wirkens ist es, den einzelnen in die Lage zu versetzen, sich selbst zu helfen. Wir versprechen Ihnen weder die ewige Jugend noch den siebenten Himmel, aber wir wollen Ihnen helfen, das aus dem Weg zu räumen, was Sie an der Selbstverwirklichung hindert. Wir sagen nicht: wir haben die Wahrheit, aber wir können Ihnen helfen, sich selbst weniger zu belügen. Wir geben Ihnen keine Antworten, aber Sie werden soweit kommen, sich selbst die richtigen Fragen zu stellen. Das ist Freiheit. Das ist Selbständigkeit. Das ist Unabhängigkeit.

Später lebte Ohsawa in Europa, hauptsächlich in Paris. Er verstarb 1966. Der heutige Führer der makrobiotischen Welt ist Michio Kushi. Er ist ebenfalls Japaner, Schüler von Ohsawa, und lebt seit seinem 25. Lebensjahr in den USA.

Der Entwicklungsstand der Makrobiotik in Europa ist unterschiedlich. Während der Gedanke in den lateinischen Ländern rasch Fuß gefaßt hat, ist der Norden bislang zurückhaltend geblieben. Im ganzen sind wir weniger weit als in den USA, wo vor allem Boston mit seiner intellektuellen Tradition zu einem makrobiotischen Zentrum geworden ist.

Eine europäische Makrobiotik ist im Prinzip nichts anderes als eine japanische oder eine amerikanische. Die Kräfte Yang und Yin sind bei uns genau die gleichen, und sie wirken auf die gleiche Weise wie in Südamerika oder in Australien. Aber die Japaner haben das Miso, und wir haben das Sauerkraut.

Die Makrobiotik als Idee hätte ebensogut in Europa oder in Afrika entstehen können. Wahrscheinlich ist es nicht, denn der Nährboden der japanischen Kultur läßt sich kaum wegdenken. Aber möglich ist es. Seien wir dankbar, daß sie entstanden ist.

Der Gehalt

Wir Makrobiotiker sagen, die Welt ist das Ergebnis des Zusammenwirkens zweier gegensätzlicher Kräfte, Yang und Yin. Man könnte sie ebensogut Plus und Minus nennen.

Yang ist die Anspannung, Yin die Entspannung. Yang ist die Verdichtung, Yin die Entfaltung. Yang geht nach innen, nach unten — Yin geht nach oben, nach außen.

Yang ist Druck, Kraft, Energie, Hitze, Bewegung. Yin ist Luft, Schönheit, Geist, Kühle, Poesie. Yang ist der Tag, Yin die Nacht.

Yang und Yin kommen nirgends in reiner Form vor. Sie würden explodieren. Das heißt: Yin würde explodieren, und Yang würde in sich zusammenfallen wie ein schwarzer Fleck am Sternenhimmel. Alles, was wir sehen, besteht aus Yang und Yin. So wie eine Fotografie in der Druckwiedergabe aus Tausenden von schwarzen und weißen Punkten besteht. Zwei Kräfte, Milliarden von Möglichkeiten.

Der Tiger ist Yang, die Margerite Yin. Aber wenn der Tiger schläft, ist er weniger Yang. Strawinsky ist Yang, und Paul Klee ist Yin. Die Idee ist Yin, und der Entschluß ist Yang.

Yang und Yin ziehen sich an, ergänzen sich, bilden eine Harmonie. Der Mann sucht die Frau, die Frau den Mann. Und Yang und Yang stoßen sich ab wie Yin und Yin — bedeuten Konflikt.

Stehen Sie einmal in einer Sternennacht still und blicken Sie zum Himmel empor! Spüren Sie das Kräftespiel, die Ordnung? Wer muß sich da nun anpassen: die Ordnung oder Sie?

Tier, Mensch, Pflanze

Im Bereich des Lebendigen findet Yang seinen Ausdruck im Tierreich, Yin im Pflanzenreich. Die Trennung in eine tierische und eine pflanzliche Domäne ist recht eigentlich das Typische an unserem Planeten.

Betrachten wir ein Stück Wald! Auf den ersten Blick nichts als Yin. Hunderte von Bäumen, Büschen, Pflanzen. Und dann plötzlich irgendwo ein Stück Yang, das umherflitzt. Rotbraun. Ein Fuchs: ihm gehört das Revier. — Die Bäume schweigen, wachsen, wiegen sich im Wind. Der Fuchs keucht, rennt, schwitzt — verbrennt Energie. Sehr viel Yin: Expansion. Dann konzentriert Yang: Kontraktion.

Im Bereich des Lebendigen steht der Mensch auf der Seite des tierischen, des Yang-Astes der biologischen Entwicklung. Und deshalb soll er sich mehrheitlich pflanzlich — von Yin — ernähren. Und da der Mensch die höchste Entwicklungsstufe im Tierreich darstellt, soll er sich hauptsächlich von der am höchsten entwickelten Form pflanzlichen Lebens ernähren: von Getreide.

Von den 32 Zähnen, die der Mensch besitzt, dienen zwanzig zum Kauen: für (Getreide-)Körner. Acht zum Beißen: für Gemüse. Nur vier für tierische Nahrung: die Eckzähne. (Vor-)Schriften der Natur.

Ich bestehe aus dem, was ich gegessen habe. Jede meiner Gehirnzellen, jedes meiner Blutkörperchen hat sich aus der Nahrung gebildet, die ich zu mir genommen habe. Ist diese in Ordnung, so bin ich selbst in Ordnung. — Eßt von dem Baume, sagte die Schlange im Paradies — und ihr werdet sein wie Gott. Allwissend. Was folgte, können wir heute nicht mehr gutmachen. Oder doch?

Ich werde morgen aus dem bestehen, was ich heute in mich aufnehme. Die Luft, die ich einatme, kann ich nur sehr beschränkt wählen. Auch das Wasser, das ich trinke. Aber ich kann den Hauptteil der Substanz, die ich aufnehme, völlig frei wählen: die Nahrung.

Pflanzen essen nicht. Auch niedere Tiere, zum Beispiel Muscheln, nicht. Sie nehmen Nährsubstanz in gelöster, molekularer Form auf. Erst mit den höheren Tierarten erreicht die Yangisierung einen solchen Grad, daß das Verschlingen ganzer Geschöpfe (Pflanzen oder Tiere) notwendig wird. Was? Tiere der eigenen Art, Tiere anderer Arten? Pflanzen? Was immer sie bekommen — doch keine Tierart frißt je eigene Artgenossen.

Kultur begann im gleichen Zeitraum, als der Mensch aufhörte, seine Toten zu verzehren — andere Glieder seiner Familie oder seine Verwandten. Wann wird er aufhören, seine nächsten Verwandten in der biologischen Ordnung, die Säugetierarten, täglich auf dem Teller zu haben?

Essen Sie viel von dem, was wächst: was sich uns anbietet. Essen Sie wenig von dem, was (weg-)springt: was sich uns entziehen möchte. Es herrscht eine Ordnung in der Welt.

Der Mensch ist Yang — die Pflanze ist Yin. Indem wir mehrheitlich pflanzlich essen, können wir die Teilung der Welt in eine tierische (Yang) und eine pflanzliche (Yin) überwinden. Uns zum Göttlichen zurückfinden. Denn Gott ist das, was vorher war: bevor sich die Welt in Yang und Yin teilte. Oder Gott ist das, was über Yang und Yin steht. Wie Sie wollen.

Ohsawa nannte es das *principe unique*, die Einheit des Alls. Kushi setzt am liebsten nur das Zeichen ∞. Worte, Gedanken. Was wichtig ist, sind Taten, Handlungen. Die immer wiederkehrenden: die Gewohnheiten.

Drei einfache Regeln

Es ergibt sich folgendes: Der Mensch soll um so mehr von einem bestimmten Nahrungsmittel zu sich nehmen, je weiter es auf dem entwicklungsgeschichtlichen Stammbaum von ihm entfernt ist.

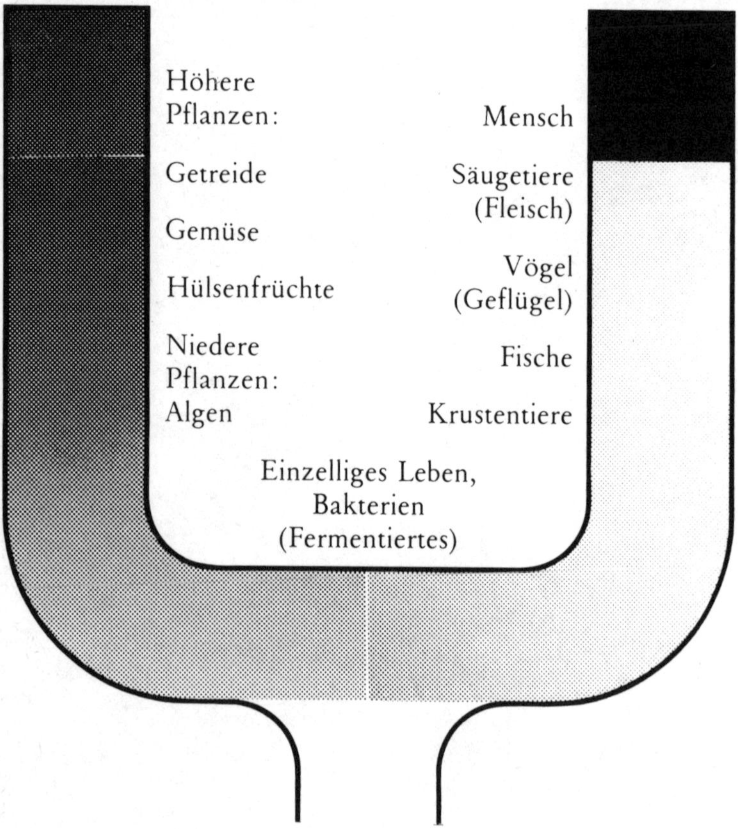

Also sehr viel Getreide, etwas weniger Gemüse, etwas weniger Hülsenfrüchte, etwas weniger Meerespflanzen (Algen), ein wenig Fermentiertes, noch weniger Krustentiere, noch weniger Fisch, noch weniger Geflügel, praktisch kein Fleisch von Säugetieren. Die Proportionen denkt man sich am besten logarithmisch: Beginnt man mit sechzig Prozent Getreide, ergibt das ungefähr fünfundzwanzig Prozent Gemüse (sechzig Prozent der verbleibenden vierzig Prozent), zehn Prozent Hülsenfrüchte und so fort.

Der Grundansatz, hier sechzig Prozent, wird je nach persönlichen Faktoren und Jahreszeit zwischen fünfzig und siebzig Prozent variieren.

Die zweite Regel: Der Mensch soll sich von dem ernähren, was in seiner Umgebung wächst. Dieser Grundsatz bezieht sich auf die räumliche Ordnung, während sich der erste aus der zeitlichen, der entwicklungsgeschichtlichen, ergibt. Raum und Zeit sind die Determinanten unseres (irdischen) Lebens.

Die dritte Regel: Kauen Sie gut! Weil der Verdauungsprozeß schon im Mund beginnt. Aus Achtung, Respekt vor der Nahrung — einfacher gesagt.

Die Spanne

Warum kann man nicht einfach ein Steak (extrem Yang) mit einem Salat (extrem Yin) «kompensieren»?

Weil man Feuer (sehr heiß) auch nicht mit Eis (sehr kalt) löschen kann. Und wenn Sie aus einer Tiefe von vierzig Metern plötzlich zur Wasseroberfläche auftauchen, wird Ihnen jeder Taucher bestätigen, daß das sehr schädlich ist.

Ein anderes gutes Beispiel ist die Klaviertastatur. Wohlklänge, Harmonien, Akkorde basieren darauf, daß die Töne verschieden hoch sind. Nimmt man aber einen ganz hohen Ton am äußersten rechten Ende und einen anderen, ganz tiefen links unten, so läßt sich mit dem besten Willen nichts Rechtes hervorbringen. Die Spanne ist zu groß.

Typischerweise serviert man in der herkömmlichen Küche zu einem Steak einen «gemischten» Salat. Weil niemand recht weiß, welcher Salat denn nun eigentlich passen würde. Man kann es nicht wissen. Keiner paßt. Die Spanne ist zu groß.

Die Makrobiotik ist eine praktische Philosophie, eine Richtschnur des Denkens und Handelns. Makrobiotik ist nicht etwas, das man studiert, sondern etwas, das man lebt. Indem man sich in die Mitte stellt und die beiden wilden Pferde Yang und Yin an die Zügel nimmt. Indem man in seiner Ernährung die Spanne reduziert: die Spanne zwischen Yang und Yin.

Fleisch zum Beispiel ist als Nahrung nicht deshalb ungeeignet, weil es Yang ist, sondern weil es extrem Yang ist. Extrem Yin ist ebenso ungeeignet: Denken wir an hochgradigen Alkohol oder an Zucker! Noch mehr Yin dann ist Rauschgift.

Extreme sind nicht lebensfreundlich. — Im eiskalten Weltraum ist kein Leben möglich, auf der glühendheißen Sonne auch nicht. Und die Hochkulturen entstanden weder am Pol noch am Äquator, sondern dazwischen.

Makrobiotik ist die Philosophie der Mitte. In der Mitte fließt der Strom am schnellsten. Hier ist die Strömung am stärksten.

Der Grundsatz gilt auch in der andern Dimension, der zeitlichen. Leben Sie nicht in der Zukunft! Leben Sie auch nicht in der Vergangenheit! Sondern in der Gegenwart. Mittendrin.

Getreide: die Mitte

Der Mensch begann Mensch zu sein, als er begann, sich mit Philosophie, Kunst und Religion zu befassen — mit nicht rein zweckgerichteten Dingen. Als Zeugen haben sich nur die Wandmalereien in den Höhlen, in denen er lebte, erhalten. Damit glich er das Yanghafte seiner tierischen Abstammung mit Geist, mit Yin, aus. Der Mensch wurde zum Wesen der Mitte.

Getreide ist die am höchsten entwickelte Gattung auf der gegenüberliegenden Seite: auf dem pflanzlichen (Yin) Ast des Entwicklungsbaumes. Das Korn als Samen ist der am stärksten yanghafte Teil der Pflanze. Das Getreidekorn, wie der Mensch, ist ein Geschöpf der Mitte.

Getreide ist die Nahrung für den Menschen.

Europas acht

Die europäische Bewußtseinsentwicklung begann mit der Einwanderung der hellenischen Stämme nach Griechenland, im 12. vorchristlichen Jahrhundert. Damals dachten zum erstenmal Leute so, wie wir heute denken. Diese Leute aßen Gerste und Weizen. Auch die Römer lebten vor allem von diesen beiden Getreidearten.

Die zweite Hauptkomponente europäischer Wesensart ist der Norden. Das germanisch-angelsächsische Element auf keltischem Untergrund. Es erwachte viel später. Als die Römer auf die Germanen stießen, besaßen sie bereits Zentralheizung, während jene sich noch in Felle hüllten. Die Stämme im Norden ernährten sich von Roggen, Hafer und Hirse. «Haferfresser» nannten die Römer die Germanen.

Und die dritte Wurzel Europas liegt im Osten, bei den slawischen Völkern. Auch sie lebten von Roggen und Hirse.

Erst spät im Mittelalter, als Europa schon geformt war, kamen die drei andern dazu. Reis und Buchweizen aus dem Osten, Mais aus dem Westen. Acht Getreidesorten sind es heute — keine von ihnen dominiert. Japan hat nur eine. Eine Königin: Reis.

Warum haben wir in Europa keine Königin? Nun, wir hatten auch nie einen König. Ein paar Kaiser und Diktatoren, aber unter ihnen war es uns nicht sonderlich wohl.

Europa ist kariert, kleinkariert sogar. Die Zeiten höchster Blüte waren bei uns immer die einer feingliedrigen politischen Organisation. Die italienische Renaissance, die griechischen Stadtstaaten, Deutschland vor der Einigung.

Es ist schon so, daß die Natur uns eher trennt als verbindet. Schauen wir uns die Küstenlinie unseres Kontinents an. Oder die vertikalen Barrieren: die Alpen, die Pyrenäen. So hat jedes Volk in Europa seinen von der Natur vorgezeichneten Raum.

Und so haben wir in Europa nicht nur ein einziges Getreide, dessen Kultur zu höchster Blüte gediehen ist, sondern acht. Ihre Anteile haben sich verschoben wie die Gebietsanteile Schwedens oder Österreichs oder des Kirchenstaates. Aber sie hatten Bestand: Europa ist Vielfalt.

Die Sache hat noch einen anderen, empirischen Aspekt. Bekanntlich enthält Reis die verschiedenen Aminosäuren genau im Verhältnis, in dem sie unser Körper braucht. Man kann sich von Reis ernähren. Nimmt man ein anderes Getreide, muß man es durch Hülsenfrüchte oder durch andere Getreide ergänzen. Europa ist Vielfalt. Uns schmeckt es so.

Roggen; Pumpernickel

Für mich ist der Roggen der König unter den Getreidesorten Europas. Kraft und Gediegenheit im Korn und in der Ähre. Eleganz bis in die Fingerspitzen: die feinen Grannen, die grazil in die Luft hinausgreifen. Wie eine hauchdünne Stahlfeder biegt sich der hohe Halm unter seiner kostbaren Last: der Ähre.

Ein verheißungsvoller rötlicher Schimmer liegt über einem reifen Roggenfeld, ein kühler Hauch einer heißen Glut. Und fast geheimnisvoll der grünliche Schimmer des reifen, fahlbraunen Kornes.

Ich röste meinen Roggen, bis er sich leicht und trocken anfühlt — bis das Korn raschelt und nicht mehr rieselt. Das Warnsignal für die Temperatur ist ein Knacken des Kornes: das ist zu heiß! Dann streue ich die noch warmen Körner unter Umrühren in kochendes, gesalzenes Wasser. Der Roggen kocht auf, und nun stelle ich ihn zugedeckt auf kleines Feuer. Sehr bald schon ist er gar.

Das trockene Rösten des Kornes ist wahrscheinlich die älteste Zubereitungsart von Getreide überhaupt. Die erste Heimat des Menschen war das östliche Afrika mit seiner offenen Graslandschaft. Hier vollzog sich der Übergang von den letzten Vorstufen zum heutigen Homo sapiens. Es waren noch keine Werkzeuge erforderlich, um Samen von wildwachsenden Gräsern auf den heißen Steinen rund um das Feuer zu rösten. Der Buschmann lebt noch heute so.

Der Fachausdruck für Trockenrösten lautet Dextrinieren. Dies, weil ein Teil der Kohlehydrate dabei zu Dextrinen abgebaut wird. In Deutschland ist der Ausdruck «darren» üblich. Die Verwandtschaft mit dem Dörren kommt darin zum Ausdruck.

Jedes Korn hat seine richtige Temperatur. Roggen erträgt mehr Hitze als Weizen und Buchweizen. Hafer und Gerste noch weniger. Halten Sie das Korn mit den Händen dauernd in Bewegung! Das Schönste am Trockenrösten ist der Duft, der dem sich erwärmenden Korn entsteigt. Backstubenduft. Am besten eignet sich eine gußeiserne Pfanne. Sie speichert die Wärme — wie die Steine am Feuer.

Statt ihn trockenzurösten, kann man Roggen natürlich auch einweichen. Durch Einweichen wird ein Getreidegericht mehr Yin, durch Trockenrösten mehr Yang.

Ich bin kein Freund des Aufwärmens. Wenn Sie aber Roggen nach dieser Art zubereiten, nehmen Sie von Zeit zu Zeit die doppelte Menge: Geben Sie den Rest anderntags durch den Wolf, mischen Sie Zwiebeln, Petersilie und soviel Mehl darunter, bis sich die Masse trocken anfühlt, und backen Sie die Küchlein in der leicht eingeölten Pfanne bei mittlerer Hitze! Das ist kein Aufwärmen, sondern ein neues Gericht. Pumpernickel nenne ich es — und bitte alle Deutschen dafür um Entschuldigung.

Roggen steht auf dem Feld am höchsten. Roggen wächst am langsamsten. Er geht schon im Herbst, gleich nach der Ernte, in den Boden und nimmt den Lauf eines ganzen Jahres in sich auf. Sein ältester Fundort liegt in der Provence; noch heute wächst Roggen in Dalmatien und Griechenland wild. Für mich Europas Nummer eins.

Platos Wahl: Gerste

Gerste gehört in den Ofen. Alle andern Getreidearten *kann* man, Gerste aber *muß* man in den Ofen schieben. Sonst kommt man über die Gerstensuppe nicht hinaus.

Auf einen Teil Gerste kommen vier Teile Wasser. Mit zwei Teilen über Nacht einweichen, anderntags kalt ansetzen, salzen, aufkochen lassen. Unterdessen eine Kasserolle mit den andern zwei Teilen Wasser in den Ofen stellen. Zugedeckt auf kleinem Feuer so lange kochen, bis alles Wasser vom Korn aufgenommen ist. Nun die Gerste in die Kasserolle im Ofen einfüllen — mittlerweile kocht das Wasser — und ohne Deckel bei voller Hitze backen, bis sich eine schöne goldbraune Kruste bildet. Trocken, leicht und körnig muß Gerste sein, *al dente.* In der Tschechoslowakei gibt man Pilze dazu, *Cerna Kuba* heißt das Gericht dann.

Gerste kennt man an den langen Grannen. Sie wächst nicht hoch. Und sogar der junge Halm beugt sich bereits. Es scheint, als möchte das Korn zur Erde zurückkehren. Gerste ist Witz, Geist, Erdverbundenheit. Gerste ist Yin.

Gerste ist Griechenland. Gerste gedieh auf dem Boden Attikas — den Weizen mußten die Athener mit Segelschiffen von weit entfernten Orten herbeischaffen. Plato gefiel das nicht: Die Bürger seines idealen Staates aßen Gerste.

Das Prinzip besagter Gerstensuppen ist einfach: lange kochen, damit sie mehr Yang werden; Wurzelgemüse (Yang) dazugeben. Zum Beispiel die Bündner Gerstensuppe: Karotten- und Selleriewürfel andünsten, dann etwas Lauch, Wirsing und Sellerieblätter und zuletzt die Gerste beifügen; warmes Wasser dazugeben, zugedeckt auf kleinem Feuer garkochen.

Achten Sie beim Einkauf darauf, daß Sie ungeschälte Gerste bekommen und nicht sogenannte Perlgerste.

Wo und was soll man einkaufen? Diese Fragen sind wichtig — und doch nicht so wichtig. Jedes Kind weiß heute, daß brauner Reis gesünder ist als geschälter, aber ich habe unterwegs einmal eine Woche mit nur weißem, poliertem Reis gelebt. Viel wichtiger als die Zusammensetzung Ihrer Nahrungsmittel ist die Zusammensetzung Ihrer Mahlzeiten.

Sonntags Weizen

Wahrscheinlich ist Weizen die älteste Getreideart der Menschheit überhaupt. Nach dem heutigen Stand der Wissenschaft kann Ackerbau erstmals in Jarmo in Mesopotamien nachgewiesen werden, etwa 6700 vor Christus; die gefundenen Getreidekörner sind Einkorn, ein Vorläufer des heutigen Weizens. Vielleicht wird man morgen herausfinden, daß die Gerste älter ist (im alten Babylon war Gerste nicht nur Nahrungsmittel, sondern auch Maß- und Geldeinheit), denn diese beiden Getreidearten — Weizen und Gerste — ziehen sich wie ein roter Faden durch die Ursprünge der westlichen Kultur.

Im alten Rom aßen die Herren Weizen, die Sklaven Gerste. Bei mir ist Weizen ein Sonntagsgericht. Die Zubereitung von Weizen erfordert eine lange Kochzeit. Ich könnte ihn also trockenrösten oder am Samstagabend einweichen. Ich gehe noch einen Schritt weiter, bis zum Vorkochen. Ich lege ihn in kaltes Wasser ein, koche ihn etwa fünf Minuten auf starkem Feuer und stelle ihn beiseite. Am Sonntag können die Weizenkörner dann sehr rasch gargekocht werden. *Wheatberries,* Weizenbeeren, sagt man auf englisch — versuchen Sie's mal!

In Rußland heißt das Gericht *Kutja.* Aber es muß noch (zerdrückte) Mohnsamen enthalten, die man gegen Schluß zugibt und noch eine Weile mitkochen läßt.

Wenn Sie vorkochen, dürfen Sie erst beim zweiten, eigentlichen Kochen salzen. Salz ist die einzige nichtorganische, tote Substanz in unserer Nahrung. Der Umgang mit Salz will gelernt sein.

Wieviel Wasser Sie bei Weizen und Roggen nehmen, spielt keine Rolle. Es sind die beiden «harten» Körner, die nicht verkochen — im Gegensatz zu den sogenannten Spelzgetreiden, bei denen das Korn mit der Schale, dem Spelz, verwachsen ist und deshalb eine dünne Haut hat. Was übrigbleibt, verwenden Sie später einfach für Suppe.

Wenn irgendeine in der belebten Natur vorkommende Farbe die Bezeichnung Gold verdient, dann sicher diejenige eines reifen Weizenfeldes. Wenn irgendeine Form die Bezeichnung klassisch verdient, dann diejenige einer Weizenähre.

Der Geist des alten Rom steckt darin, der Konsuln, der Legionäre. Aufrecht, geschlossen, rhythmisch die Form der einzelnen Ähre. Genau wie das Feld der Halme. — Wohl seinen schönsten Ausdruck hat der Geist Roms im romanischen Bogen gefunden. Ein Weizenfeld, wenn man sich hineindenkt, ist wie ein romanischer Bogen. Das Roggenfeld ist anders. Seine Rhythmik entspricht der einer gotischen Kathedrale.

Hafer; Porridge

Hafer heißt Schottland, und Schottland heißt Porridge. Hafer ist ein Morgenessen. Belebend wie ein Dudelsackreigen an einem nebligen Morgen in den Highlands. Auf den Bauernhöfen Schottlands und Irlands hing der Kessel mit Hafer früher den ganzen Tag über dem Herdfeuer. Gute, ganze, lang gekochte Haferkörner.

Und wie sieht das in der makrobiotischen Zweizimmerwohnung einer europäischen Großstadt im 20. Jahrhundert, morgens um sieben Uhr, aus? Das Kochen hat am Abend vorher stattgefunden: Hafer läßt sich leicht in der Pfanne wieder erhitzen. Das Kochen von Hafer geschieht nach der allgemeinen Regel: waschen, kalt ansetzen, etwa zwei Teile Wasser auf einen Teil Getreide, aufkochen, zugedeckt auf kleinem Feuer garkochen. Aber: Hafer wird erst nach etwa zehn Minuten Kochzeit gesalzen.

Welches Salz soll in Ihrer Küche stehen? Meersalz natürlich, mit all den anderen Mineralien, außer Kochsalz. Jedoch nicht vollständig unsepariertes, graues Meersalz, sondern weißes. Denn als das Leben vor drei Milliarden Jahren im Meer entstand, enthielten die Ozeane noch bedeutend weniger Mineralien als heute.

Auch der Hafer ist in Vorderasien entstanden. Man sah ihn wild in Feldern mit Gerste wachsen und hielt ihn zuerst für ein Unkraut. Bei uns faßte Hafer vor allem bei den Germanen Fuß, die ihn dann auf die britischen Inseln hinüberbrachten. Im Mittelalter war Hafer zeitweise das am meisten angebaute Getreide in Europa.

Wie Porridge am Anfang eines Tages, so steht die Hafersuppe am Anfang einer Mahlzeit. Gut schmeckt sie mit dem Kochwasser von Karotten und unter Zugabe von etwas Hülsenfrüchten. Eine andere meiner Hafersuppen besteht nur aus Hafer und einem Lorbeerblatt, das ich kalt einlege und zuerst allein aufkoche. Und eine dritte aus Hafer und Sesamkörnern.

Mit seinem würzigen, anregenden Geschmack ist Hafer für Biskuits prädestiniert. Haferflocken mit Sesamöl anfeuchten, mit den Händen einreiben. Geriebene Haselnüsse und Sesamkörner dazumischen. Dann wenig kaltes, gesalzenes Wasser dazugeben — nur soviel, wie nötig ist, damit eine knetbare Masse entsteht. Küchlein formen, auf dem vorgeheizten Blech bei etwa 190 °C backen.

Man sagt, Hafer sei nicht gut für Leute mit sitzender Lebensweise. Richtig. «Der Hafer sticht es», sagt man vom Pferde. Hafer ruft nach körperlicher Betätigung. Aber die werden Sie als Makrobiotiker bereits in Ihren Tagesablauf eingeplant haben. In Ihren Tages-, nicht in Ihren Wochenablauf.

Hirse, das kleine Korn

Im Jahre 1576 wollten sich die Zürcher mit den Straßburgern verbünden. Die Straßburger hielten nicht viel von der Sache und meinten, wenn man dann einmal Hilfe brauchen würde, käme sie wegen der Entfernung doch zu spät. Die Zürcher hingegen beteuerten, sie würden mit ihren Booten so schnell die Limmat, die Aare und den Rhein herunterrudern, daß ein Hirsebrei, den man bei der Wegfahrt an Bord nehme, bei der Ankunft garantiert noch warm sei.

So selbstverständlich war Hirse hierzulande. Hirse ist eines der ältesten Getreide überhaupt. Sie stammt aus Asien — man baute sie überall dort an, wo für Reis zuwenig Feuchtigkeit war. Sehr früh schon kam sie nach Afrika und nach Europa.

Doch nie war Hirse eine Frucht des Großanbaues. Auch bei den Germanen und Galliern waren Roggen und Hafer die Feldfrüchte — Hirse wurde rund um das Haus angebaut.

Besonders geschätzt haben sie immer die Bergbewohner. Im Herz von Asien, in den höchstgelegenen Regionen, ist sie heimisch, in Afrika in Äthiopien und bei uns bezeichnenderweise in den Alpenländern.

Das Kochen von Hirse ist einfach, wenn man eine Grundregel beachtet, die bei Hirse doppelte Wahrheit hat: nicht umrühren! Waschen, mit zwei Teilen Wasser kalt ansetzen, salzen, aufkochen lassen; zudecken und bei kleinem Feuer sich selber überlassen.

Unnachahmlich der Duft, der aus dem Ofen steigt, wenn man (am Vortag gekochte) Hirse im Ofen bäckt. Ich stecke gerne noch einige Baumnüsse hinein.

Hirse ist Yang. Klein, zäh. Ein Bergkamerad — ein Seilkamerad. Ein Freund, auf den Sie sich verlassen können.

Reis; Risotto, Paella

Erst relativ spät fand Reis seinen Platz im Boden und auf den Tellern Europas. Alexander der Große brachte ihn zwar aus dem Osten mit, aber seine Völker verschmähten den Reis.

Zusammen mit vielen anderen Kulturgütern brachten dann die Araber den Reis nach Spanien, und im zweiten Anlauf setzte er sich durch. Noch heute ist Reis in Spanien Nationalgericht. Von hier aus verbreitete er sich etwa im 15. Jahrhundert in die anderen Mittelmeerländer. Bei uns im Norden wirkt Reis auch heute noch irgendwie fremdländisch. Ändern wir das!

Für Reis empfiehlt Frau Kushi — und wer soll es besser wissen — folgende Zubereitung: Den Reis waschen, mit kaltem Wasser ansetzen (etwa im Verhältnis 1:2) und salzen. Bei starkem Feuer so lange kochen, bis das Wasser auf die Höhe des Reises verdampft ist. Sie brauchen nicht einmal hinzusehen — Sie können es hören. Die Pfanne zudecken — der Deckel muß gut schließen — und bei kleinem Feuer weiterkochen, bis kein Wasser mehr in der Pfanne ist. Die Hitze ganz zurückdrehen und noch eine Weile auf der warmen Platte stehenlassen. Reis.

Gehört der Balkan zu Europa? Viele Leute sagen, hinter Wien beginnt der Orient. In diesen Ländern ist der Pilaw zu Hause. Den Reis in wenig Öl dünsten, bis er glasig wird. Anderthalbmal soviel kochendes, gesalzenes Wasser zugeben. Bei kleinem Feuer zugedeckt kochen. Von der Platte nehmen und noch etwas ziehen lassen.

Ein Risotto ist eine Kunstminiatur der italienischen Küche und erfordert genaue Einhaltung der Spielregeln. Eine Zwiebel schön goldbraun dünsten. Den Reis dazugeben und mitdünsten. Dann die heiße Gemüsebouillon beigeben — im Sommer haben Sie dafür das Grün der Zwiebel verwendet —, aber nur soviel wie nötig. Salzen, nach und nach mehr Bouillon zugeben. Immer nur soviel, wie nötig ist, um den Reis feucht zu halten. Ein Risotto soll körnig-gehaltvoll, aber luftig-leicht sein. Genauso wie das Wort Risotto im Ohr klingt.

Reis. Spanien. Paella. Soll man Speisen eher getrennt kochen oder zusammen? Im allgemeinen sicher getrennt. Die verschiedenen Bestandteile der Mahlzeit sollen erst in unserem Körper zusammenkommen. Nicht vor der Hochzeitsnacht. Aber es soll auch da Ausnahmen geben. — Spaß beiseite! Der Eintopf soll eine Ausnahme bilden, und die betreffenden Sachen sollen yang-/yinmäßig nicht allzuweit auseinanderliegen, wie zum Beispiel Sellerie und Karotten. Reicht aber die Skala, wie bei der Paella, von Krevetten über Reis bis zu den Peperoni, so ist eine Zweiteilung empfehlenswert. Ich habe eine Landpaella — Reis mit Zwiebeln und Gemüse — in einer gußeisernen Pfanne zubereitet. Und eine Meerpaella: sie besteht nur aus Reis und Muscheln; die Muscheln kommen obenauf, wenn der Reis aufkocht.

Die Muschel verdient unter den tierischen Nahrungsmitteln unsere besondere Beachtung: weil sie als wirbelloses Wesen weit unten auf der biologischen Entwicklungsleiter steht und weil sie sehr frisch in den Kochtopf kommt — lebendig.

Reis ist ein glückliches Getreide. Die Ausgeglichenheit, die Ideenbrillanz des Ostens steckt darin. Kein Mensch bei uns wird täglich Reis essen. Aber essen Sie oft Reis! So oft wie möglich.

Buchweizen; Kascha

Europas Basis liegt an der Nahtstelle zu Asien. Das weite Land, die Ebenen zwischen Kaukasus und Ostsee — das ist der «Strunk» Europas. Oder die nie ganz durchschnittene Nabelschnur zu Mutter Asien.

Durch dieses Tor waren die Völker gekommen, die unseren Kontinent besiedelten. Bis sie an die feingegliederten Küsten des Mittelmeers oder des Atlantiks stießen. Und vielleicht nach der Neuen Welt weiterzogen.

Durch dieses Tor kam auch der Buchweizen, etwa in der Mitte unseres Jahrtausends. Er wurde für Jahrhunderte die Hauptnahrung der dort lebenden Völker, der Polen, Russen und Ostdeutschen.

Mijoter heißt die unterste Kochstufe auf französich, ganz wenig Wärme. *Simmering* sagt man auf englisch. Das ist die ideale Art von Wärme für Buchweizen. Und wenig Wasser. Die Zubereitung mit Trockenrösten ist hier die klassische.

Die noch warmen Körner in die anderthalbfache Menge kochendes, gesalzenes Wasser einlaufen lassen. Bei starkem Feuer kochen, bis kein Wasser mehr am Boden der Pfanne ist. Auf eine Platte mit kleinem Feuer schieben — ich variiere zwischen den Schalterstellungen 0 und 1 — und zudecken. Von Zeit zu Zeit leicht auflockern. Kascha heißt das Gericht. Kräftig, aber lieblich soll es sein — wie das Wort Kascha.

Natürlich kann das Trockenrösten auch weggelassen werden. Ich finde aber, daß es dann weniger Buchweizen ist. Im übrigen bleibt die Zubereitung genau gleich. Buchweizen wird also nicht kalt angesetzt wie die übrigen Getreidearten. Buchweizen ist auch kein Getreide, sondern ein Knöterichgewächs.

Ohsawa ging statt dessen lieber einen Schritt in die andere Richtung. Sein Tip: gebackenes Kascha. Das Gericht nach dem Kochen und vollständigen Erkalten in einer Kasserolle bei ziemlich starker Hitze in den Ofen stellen. Majestätisch Yang.

Buchweizen hat eine heimliche Liebe — zu Kohl. Eine Winterliebe: zu rotem oder zu grünem Kohl. Lassen Sie die beiden zusammenkommen, auf dem Teller oder als Eintopf! Das heißt in Frankreich *chou falcie* und ist ebenfalls eine Spezialität von Ohsawa.

Im Sommer ist Buchweizen zu stark Yang. Also Buchweizen als Salat zubereiten: gekochten Buchweizen mit gekochten Karotten, schwarzen Bohnen und gedünsteten Zwiebeln mischen.

Ja, Buchweizen ist Yang. Deshalb wählten ihn die Völker Osteuropas. Kalt kann dort der Winter sein, fernab vom Golfstrom.

Mais; Polenta, Mamaliga

Mais ist das Getreide der westlichen Hemisphäre. Erst relativ spät ist der Mensch in dieses ungeheure Vakuum eingedrungen: zwischen 20 000 und 10 000 vor Christus die asiatischen Stämme, von Norden her über die Beringstraße. Bis dann in der Mitte unseres Jahrtausends der weiße Mann über den Atlantik fuhr und den Mais, den sowohl die alten Kulturvölker der Maya, Azteken und Inka wie auch die Indianer kannten, mit nach Europa nahm.

Alles ist anders beim Mais. Die Größe des Korns, der Ähre — die Farben. Großzügig. Amerikanisch. Nicht verhalten erdig wie die Getreidesorten der Alten Welt. Anders auch die Befruchtung. Männliche und weibliche Samenteile sind nicht in einer Ähre vereint. Die weiblichen sitzen unten in der Blattachse, die männlichen thronen ganz oben auf dem Halm.

Anders als man von seinem eher robusten Äußeren erwarten könnte, stellt der Mais ziemlich hohe Ansprüche an das Klima. Er benötigt viel Wärme und gleichzeitig viel Feuchtigkeit. Bei uns gedeiht er am besten im relativ schmalen Klimagürtel zwischen zentraleuropäischem und Mittelmeerklima: in Norditalien und Rumänien.

Polenta, Mamaliga. Weder im Ursprungsland Amerika noch bei uns findet sich eine Zubereitung von Mais, die das ganze Korn respektiert. Dafür ist seine Haut zu zäh.

Alles ist anders beim Mais. Kein Getreidegericht liebt es, umgerührt zu werden — Mais will gerührt werden. Zwei Teile Wasser zum Kochen bringen, den Mais langsam einrühren und ganz zuletzt das vorher abgemessene Häufchen Salz beigeben — das Wasser muß dabei immer weiterkochen. Zudecken und auf die Nebenplatte mit kleinem Feuer stellen.

Und jetzt geht es los! Immer wieder umrühren, immer in der gleichen Richtung. Bis der Löffel steht, heißt es im Polentaland Italien. — Mais will in einer kupfernen Pfanne gekocht und auf einem Holzbrett zu Tisch gebracht werden.

Da Mais ziemlich Yin ist, wird er sogar noch bekömmlicher, wenn Sie ihn — nach dem Kochen und vollständigen Erkalten — im Ofen backen: auf einem Blech, in etwa ein Zentimeter dicken Schnitten, die Sie leicht in Mehl gewendet haben.

Nur einmal im Jahr erleben wir Mais als ganzes Korn. Im Herbst, wenn die zarten, jungen Kolben direkt vom Feld auf den Tisch kommen. *Corn on the cob,* sagen die Amerikaner. Die ganzen Kolben in ungesalzenes, kochendes Wasser einlegen; warten, bis das Wasser wieder aufkocht — zugedeckt ein paar Minuten ziehen lassen.

Oder im Ofen backen. Dann das Blatt nicht entfernen, damit die Feuchtigkeit beisammenbleibt.

Eine interessante Zubereitungsart von Mais hat sich in den Schweizer Bergen erhalten. Mais, das Yin-Getreide aus dem warmen Süden (Yang), wird für das kühlere Gebirgsklima (Yin) yangisiert, indem man es mit kochendem Salzwasser abbrüht und dann in der Pfanne durch Drehen und Wenden mit der Holzkelle trockenschäufelt. Türkenribbel sagt man dem Gericht — ein klassisches Morgenessen.

Die Kunst des Anrichtens

In den gebirgigen Gegenden Österreichs ist der sogenannte Sterz zu Hause. Ein Getreidegericht erhält vor dem Servieren den letzten Schliff, indem man Öl und Salz daraufgibt, mit einer großen, zweizinkigen Gabel gut durchmischt und das Ganze noch etwas ziehen läßt. Der Sterz ist Tradition für Mais, wobei man zwischen dem gelundenen Sterz (Mais vorher angeröstet) und dem ungelundenen (ohne Anrösten) unterscheidet. Aber auch Kascha wird so angerichtet.

Statt Öl geben wir vielleicht besser ein paar Baumnüsse darauf. Salz ist ja schon drin. So brauchen wir das Gericht auch nicht durcheinanderzumischen.

Salz und Öl. Wie beim Gomasio. Zu allen Zeiten und in allen Kulturkreisen hat der Mensch mit Salz (Yang) und mit Öl (Yin) seine Kost verfeinert. Im ältesten deutschen Kochbuch (14. Jahrhundert), dem «Buch von guter Spise», rät der Verfasser:

«Den wolle machen ein gut gesoten ris, der erlese ez schone vnd wasche ez schone vnd legez in einen hafen vnd saltz es niht ze vil vnd siedez, bis es trucken werde. vnd menge ez mit einer mandelmilich vnd rurs ein wenig, biz daz ez aber siede untz im sine dicke kumme.»

Getreide, Salz, Öl. Zeit. Die makrobiotischen Grundtöne. Ein Dokument.

Aber Makrobiotik ist nicht mit Nostalgie gleichzusetzen. Bloß weil es alt ist, ist es nicht unbedingt gut. Im Mittelalter gab es Fleischorgien, daß uns Hören und Sehen vergeht. Makrobiotik stützt sich nicht auf das zeitliche Alte, sondern auf das Zeitlose.

Korn oder Mehl?

In ihrer stofflichen Zusammensetzung sind ein lebender und ein toter Mensch genau gleich. Auch Korn und Mehl sind chemisch das gleiche. Aber das eine lebt, das andere nicht. In Japan wurden Getreidekörner gefunden, die nach viertausend Jahren noch keimten.

Das intakte, lebendige Korn ist deshalb als Nahrung immer besser als das verarbeitete — sei es nun zu Grütze, Flocken oder zu Mehl.

Sie können den Nachteil beheben, indem Sie Ihr Korn selbst mahlen, unmittelbar vor Gebrauch. Aber das ganze Korn ist immer noch besser: man kaut besser.

Frühling
Gemüse und Salat

Mit zwei Fanfarenstößen kündet die Natur im Frühling an, daß ein neues Jahr erwacht ist. Mit zwei sehr ungleichen Fanfarenstößen: An jedem Wiesenbord sprießt Löwenzahn, Bärenlauch hingegen versteckt in Waldlichtungen. Und ungerecht: Der im Überfluß vorhandene Löwenzahn läßt sich trocknen, der seltene Bärenlauch nicht. Suchen Sie also Bärenlauch!

Bärenlauch mit etwas Knoblauch zusammen in Öl dünsten oder roh als Salat essen. Löwenzahn zusammen mit den Wurzeln kochen — die Blätter erst später einlegen —, oder das Blatt allein als Salat essen. Sehr gut waschen.

Wasserkresse, Kopfsalat. Dann Feldsalat, Lattich. Sie brauchen nicht immer als Salat auf den Tisch zu kommen, sie können auch kurz in kochendes Salzwasser eingelegt sein. Aber wirklich kurz — eine Freundin von mir schwört, es müßten sieben Sekunden sein. Damit sie knackig bleiben.

Warum gesalzenes Wasser? Wasser ist so sehr Yin, daß — im Verhältnis dazu — alles, was wir kochen, Yang ist. Yang und Yin ziehen sich an: in ungesalzenem Wasser löst sich die Substanz heraus, ins Wasser. Geben wir Salz, Yang, dazu, bleibt sie drin. Das ist auch der Grund, weshalb man eine Suppe erst am Schluß salzt.

Der erste Spinat. Üblicherweise gruppiert man Gemüse nach dem Teil, der in der herkömmlichen Küche Verwendung findet. Spinat ist dann beim Blattgemüse, Karotten sind bei den Knollen- und Wurzelgemüsen. Welcher Irrtum! Wie herrlich schmecken doch Karotten mit dem Kraut — und in der Spinatwurzel steckt genau die Süßigkeit, die dem Blatt fehlt. Kein Mensch wird mehr sagen: «Spinat? — mag ich nicht.»

Ergänzung aber auch in Struktur und Farbe. Zum Beispiel bei der Zwiebel. Schilfig-zäh das Blatt, fleischig-weich der Knollen. Ein sattes Dunkelgrün, ein lichtes Braun. Getreidekörner sind Samen — Möglichkeiten, Ansatzpunkte zu Leben. Gemüsepflanzen sind voll ausgebildete Geschöpfe. Zollen Sie dem Tribut, bringen Sie das Ganze auf den Tisch! Zwiebelgemüse.

Rettich. Wie gut Rettich tut, spürt jeder. Wie wenig es dazu braucht, ebenfalls. Quantität ist nichts, Qualität ist alles, sagte Ohsawa. Fein in die Suppe schneiden oder raffeln und roh essen.

Und endlich die ersten frischen Küchenkräuter. Die Mehrheit der Bevölkerung Europas besitzt kein eigenes Haus. Meistens auch keinen Garten. Bestenfalls einen Balkon. Aber gewiß ein Sims vor dem Küchenfenster. Platz für ein Gefäß mit frischer Erde. Mit Petersilie und Schnittlauch.

Sommer
Peperoni und Zucchetti

Nach und nach fallen die Instrumente jetzt in das Sommerkonzert der Natur ein. Zarte, junge Bohnen. Hülsenfrüchte jetzt mit der Hülse — mit einer saftigen Hülse, die sie mehr Yin, besser für den Sommer geeignet macht.

Blumenkohl. Bei allen Arten der großen Kohlfamilie braucht es meistens sowohl Wasser als auch Öl, aber das heißt nicht, daß das Öl immer zuerst kommt. In Spanien zum Beispiel wird Blumenkohl zuerst im Wasser halb gargekocht, während man daneben eine Zwiebel andünstet. Dann bringt man beides zusammen und dünstet sie zusammen fertig. Der Blumenkohl hat eine feingliedrige, eine Austauschstruktur wie unsere Lungen und erkaltet deshalb auf dem Teller sehr rasch. Bei dieser Art der Zubereitung macht das aber nichts. In Norwegen gibt man zu Blumenkohl eine Krevettensauce — der Grundgedanke ist wieder, die Wärme zusammenzuhalten.

Rosenkohl — mit dem delikat süß-würzigen Geschmack. Böse Zungen behaupten, die (Gemüse-)Küche Englands bestehe aus Rosenkohl. Und Broccoli. Wußten Sie, daß Broccoli mehr als doppelt soviel Vitamin C enthält wie Apfelsinen?

Frische Karotten — jetzt natürlich mit dem Kraut. Wie gut sie auch waren im Winter, es war nur der halbe Geschmack, die halbe Pflanze. Die Karotten sind (stärker) Yang, das Kraut ist (stärker) Yin. Yang will nach unten, strebt zur Masse, zum Erdmittelpunkt hin. Schichten wir die Karottenscheiben oben in die Pfanne! Yin, das Kraut, will nach oben, in die Luft, in den Weltraum. Schichten wir es unten in die Pfanne! Die beiden Kräfte durchdringen sich. Praktischer Vorteil: das Kochen geht rascher vor sich. Aber ich finde, es schmeckt auch besser. Denn die Speise wird durch die ihr selbst innewohnende Energie gegart und nicht (nur) durch äußere Faktoren wie Hitze und Zeit.

Die ersten Gurken. Gurke, du Schurke — sagt der Volksmund. Natürlich, extrem Yin. Es kommt auf die Menge an, das Maß. Es gibt keine Gifte in der Natur — nur giftige Mengen.

Noch mehr Yin sind Zucchetti. Eine gute Weile in Öl dünsten. Soll man eher mit Öl oder mit Wasser kochen? Gemüse bestehen zu mehr als neunzig Prozent aus Wasser, wir greifen deshalb leicht zur Ölflasche. Vorsicht! Öl ist, genau gleich wie Wasser, ein Kochhilfsmittel — mehr nicht. Ein Transportmittel, um mehr Hitze an die Nahrung heranzubringen. Denn da Öl noch mehr Yin ist als Wasser, kann es mehr Hitze (Yang) aufnehmen und auch weitergeben. Dazu genügt wenig Öl. Denken wir an den hauchdünnen Ölfilm, der unsere technische Zivilisation in Gang hält. Erhitzen Sie die Pfanne zuerst und geben Sie das Öl erst dann hinein! Es breitet sich besser aus, und Sie sehen besser, wieviel Sie brauchen. Wie wenig.

Welches Öl? Sesamöl, Maiskeimöl, Baumnußöl, Rapsöl, Distelöl, Traubenkernenöl — was Ihre Gegend hervorbringt. Überall standen früher die Ölmühlen, in denen die Früchte des Landes gepreßt wurden.

Was es bedeutet, möglichst alle Teile einer Pflanze zu essen, wird einem am besten bei Peperoni klar. Die

Schale allein ist so Yin, daß sie beinahe nicht genießbar ist. Nimmt man jedoch auch die im Innern verborgenen Fruchtstände (Yang) dazu, so entsteht ein schmackhaftes Gericht. In kochendes Wasser einlegen, kurz ziehen lassen, entzweischneiden, die beiden Hälften mit gekochtem Reis auffüllen und in der Pfanne oder im Ofen backen.

Jetzt ist aber genügend beieinander für eine Ratatouille, wie man einen Gemüseeintopf im Süden Frankreichs nennt. Machen Sie Auslegeordnung auf dem Tisch und entscheiden Sie, was Sie mit Zwiebeln zusammen zuerst dünsten und was Sie erst einlegen wollen, nachdem Sie mit warmem Wasser abgelöscht haben. Zum Schluß kommt die Ratatouille in den Ofen, ohne Deckel.

Fritieren heißt in Öl backen. Aber auch da wieder ist Wasser im Spiel. Aus Mehl, Wasser und Salz haben Sie einen dünncremigen Teig zubereitet, ihn etwas ruhenlassen, die Backmasse hindurchgezogen und dann ins heiße Öl gegeben. Der Hauptteil der Hitze kommt von außen, vom Öl, aber von innen heizt das zu Dampf erhitzte Wasser. Tempura heißt die Zubereitungsart in Japan, in Italien würde man dem Fritto sagen: *Fritto misto*, wenn Sie, wie es sein soll, verschiedene Gemüse nehmen.

Wesentlich ist die richtige Temperatur des Öls. Die Stücklein sollen nach dem Einlegen an die Oberfläche steigen, aber nicht schnellen. Nachher gut abtropfen, und — wenn Sie nicht gleich servieren können — im Ofen warmhalten.

Sommer. In all dem überbordenden Reichtum, den er uns bietet, beschränken wir uns nicht auf den Gemüsegarten! In den Bergen gibt es zum Beispiel Disteln in Mengen. Ein Freund von mir findet wilde Karotten — sie sollen auf trockenem, sandigem Boden wachsen. Beim Unkrautjäten in den Vereinigten Staaten habe ich wilde Zwiebeln und in den Schweizer Bergen einen herrlichen, unbekannten braunen Pilz entdeckt — keine Angst, ich habe ihn vorher auf der Zunge gekostet! Leben Sie frei! Stärken Sie Ihren Instinkt!

Herbst
Rotkraut mit Kastanien

Unmerklich ist der Sommer in den Herbst übergegangen. Tiefe, satte Klänge jetzt aus dem Orchesterkonzert der Natur. Das Cello des Fenchels zum Beispiel.

Schneiden Sie ihn Blatt für Blatt — so, wie er gewachsen ist. Sie erleben dabei seine Struktur, seine Persönlichkeit. Auch seinen Duft, der die Verwandtschaft mit Anis und Kümmel bezeugt. — Dünsten oder mit wenig Wasser dämpfen. Das feine Grün zur Seite legen und erst ganz am Schluß beigeben.

Die Harfe des Lauchs. Lauch gehört zur Familie der Zwiebelgewächse. Das erkennt man daran, daß die Pflanze nach oben immer zäher, schilfiger, nach unten immer weicher, fleischiger wird. Also nach oben immer feiner schneiden. In Öl dünsten — vielleicht zusammen mit einer Zwiebel, der ja das Blatt fehlt — salzen, weiterdünsten. Wenig warmes Wasser beigeben, schmoren lassen. *Nituke* würde man dem in Japan sagen, sautieren bei uns.

Sellerie und Schwarzwurzel, die Schlußakkorde. Voll und reich im Geschmack, aristokratisch kräftig der Sellerie, verhalten süß die Schwarzwurzel. Dämpfen oder sautieren. Salzen bald nach Beginn — wie alle Yang-Gemüse.

Und als Zugabe Rotkraut mit Kastanien. Vielleicht ist das ein typisch schweizerisches Gericht. Weil sich darin, wie am Gotthard, der Norden (Kohl) und der

Süden (Kastanie) die Hand reichen. Vielleicht ist es deshalb ein typisch europäisches Gericht.

Vielleicht ist es auch ein typisch makrobiotisches Gericht. Weil es einfach ist. Weil die Güte aus der Substanz kommt. Weil alles daran stimmt, auch die Farben.

Das Rotkraut schön fein raffeln, und bei den Kastanien nicht vergessen, das dunkle Häutchen zu entfernen. Lange köcheln lassen — an einem Novemberabend.

Winter
Rüben und Kohl

Im Sommer hatten wir, was das Gemüse betrifft, *l'embarras du choix,* die Qual der Wahl. Im Winter gibt es in Europa Rüben und Kohl.

Rüben oder Kohl. So oder so zubereitet. Mit dem einen oder mit dem anderen Getreide. Mit diesen oder mit jenen Hülsenfrüchten. Mit kaltem Sauerkraut dazu oder mit Pickles danach. Keine Ihrer Mahlzeiten soll je gleich wie die andere sein. Jede soll «einmalig» sein — so wie jeder Moment einmalig ist. Und sie soll yang-/yinmäßig den Ausgleich schaffen, sein Gegenstück bilden.

Rüben und Kohl. Die Römer hielten sehr viel auf Kohl. Beachten Sie, wie er gewachsen ist. Kreisrund: Gleichgewicht. Immer zwei Blätter, die sich gegenüberstehen und sich übereinanderlegen. Gleichgewicht. Was fehlt, ist die Wurzel. Deshalb bilden Rüben die Ergänzung.

Rüben und Kohl — und kein Treibhausgemüse. Die Rüben, die Sie im Winter aus dem Keller holen, leben. Beachten Sie, wie sie im Frühling sprießen. Und die Kohlköpfe läßt der Bauer im Herbst gleich draußen auf dem Feld. Ein bißchen Frost tut ihnen gut. Erst wenn es klirrig kalt wird, deckt er sie mit Reisig zu.

Roter Kohl («Rotkraut») und weißer (grüner) Kohl wird genau gleich zubereitet. Nur gewürzt wird er verschieden — sofern man ihn würzt. Roter Kohl mit im Mörser zerriebenen Senfkörnern, weißer Kohl mit Kümmel. In Öl andünsten, vielleicht mit Zwiebeln zusammen, warmes Wasser zugeben, zugedeckt bei kleinem Feuer weichkochen.

Die Hauptsache ist das Schneiden. Das Kohlblatt will quer zu seiner Wuchsrichtung geschnitten sein. Also mit lockerer Hand rundherum wegraffeln und dabei den Kohlkopf in der Hand drehen. — In Flandern wird Rotkraut mit Bier zubereitet. Das ist gut so. Abwechslung soll sein.

Rüben und Kohl als Eintopf: Borschtsch. Von dieser russischen Suppe gibt es so viele Varianten, wie es Städtenamen mit der Endung -opol gibt, aber eines bleibt immer gleich: Rüben und Kohl. Die Rüben: rote, gelbe Rüben, Sellerie, Schwarzwurzel. Der Kohl: weißer Kohl, zusammen mit den Rüben angedünstet. Vielleicht mit Zwiebeln.

Borschtsch muß rot sein. Die rote Farbe kommt vom Saft roher, geraffelter Randen, den man am Schluß zugibt, aber nicht mitkochen läßt. Sonst verliert er die rote Farbe. — Borschtsch will am Vortag gekocht sein.

Ich war nie in Rußland, wie die meisten meiner Miteuropäer dieses ausklingenden 20. Jahrhunderts auch nicht. Dieser Teil unserer Heimat lebt nur in unserem Unbewußten. Erlebnismäßig fehlt er uns. Wie einem ein amputiertes Glied fehlt.

Meergemüse

Noch im vergangenen Jahrhundert waren auf der Weltkarte größere weiße Flecken zu sehen. Unerforschtes Gebiet: das Innere Afrikas zum Beispiel oder das Amazonasgebiet. Einen solchen weißen Fleck hat der europäische Speisezettel in der Zone der niederen Pflanzenarten (Seite 14). Oder besser: hatte ihn, bis vor kurzem.

Denn nun hat ein junger Franzose — Balahy mit Namen — in der Bretagne begonnen, Algen zu züchten. Was gedeiht, sind verschiedene Kombuarten und die Tsurumo.

Das ist bedeutsam. Algen sind die einfachsten, entwicklungsgeschichtlich ältesten Pflanzen. Indem wir sie essen, kommen wir zu den Ursprüngen des Lebens zurück, an die Basis sozusagen. Dort, wo Yang und Yin noch näher beieinander waren. In die Mitte.

Algen kommen in getrockneter Form in unsere Küche und müssen zuerst ihre natürliche Gestalt zurückgewinnen, indem wir sie in kaltes Wasser einlegen — je nach Algenart etwa fünf bis zwanzig Minuten. Kochen Sie sie allein — oder zusammen mit Hülsenfrüchten. Das ist ein makrobiotisches *pièce de résistance.*

Algen sind im Geschmack elementarer, weniger hochgezüchtet als die heutigen Gemüse. Sie sind das Gegenteil von einem Gewürz. Gut tut das! Algen sind sehr reich an Mineralien.

Ich kaufe die Algen aus der Bretagne bei Gérard Wenker in Genf. *Le Grain d'Or* heißt sein Laden. Ein schöner Name — ein Name, den man nicht vergißt.

Soupe à l'oignon

In der vormakrobiotischen Zeit pflegten wir uns nach Alkoholexzessen damit wieder aufzurichten. Es muß also etwas dran sein an diesem Pariser Rezept, das Weltgeltung erreicht hat.

Langsam die Zwiebel goldbraun dünsten. Wirklich langsam. Wenn sie glasig-weich wird, etwas warme Gemüsebouillon beifügen. Köcheln lassen — nach und nach mehr Bouillon zugeben. Wer einmal eine Zwiebelsuppe gekocht hat, hat erstens ein gutes Gericht, und zweitens weiß er, wozu man die Zwiebel beim Kochen braucht. Zwiebel verbindet, harmonisiert, gleicht aus. Man braucht sie ziemlich überall.

Und der Bruder der Zwiebel ist der Knoblauch. Beide gehören zu den Lauchgewächsen. Der Knoblauch ist noch mehr Yin als die Zwiebel — Kaiser Karl V. duldete niemanden an seinem Hofe, der Knoblauch aß. Typisch für die Nord-Süd-Trennung in Europa: im kühleren Norden eher Zwiebel, im wärmeren Süden mehr Knoblauch.

Was ist eigentlich das Geheimnis einer guten Suppe? Man beginnt mit dem, was man hat, und rundet ab. Man dünstet das Gemüse zuerst oder kocht es nur. Man garniert mit Schnittlauch oder mit Petersilie. Aber immer wird man mit wenig Wasser beginnen und erst nach und nach mehr Wasser zugeben. Üben Sie das mit der Zwiebelsuppe!

Castagne

Eines der wenigen Nahrungsmittel, die der Makrobiotiker bedenkenlos im Supermarkt kaufen kann, sind Kastanien. Aus dem einfachen Grund, weil sie wild auf Bäumen wachsen.

Kastanien waren in Südeuropa lange Zeit ein Grundnahrungsmittel. Auch heute noch wird in Italien damit Brot gebacken. Die Kastanie ist ziemlich stark Yin; das äußert sich darin, daß sie am besten gebraten (yangisiert) schmeckt. Kastanien, am offenen Feuer gebraten, sind für viele Heimwehitaliener fast der Inbegriff von Heimat.

Die Kastanie ist eigentlich eine Nuß (englisch: *chestnut)*, ihre Zusammensetzung entspricht aber derjenigen eines Hauptnahrungsmittels. Nüsse bestehen ja bis zu siebzig Prozent aus Fett. Die Kastanie demgegenüber hat den klassischen Grundaufbau: viel Kohlehydrate (siebzig Prozent), weniger Eiweiß (zehn Prozent), noch weniger Fett (sieben Prozent). Trotzdem esse ich Kastanien nicht *anstelle* von Getreide, sondern *mit* einem Getreide. Und natürlich mit Mais.

Frische Kastanien brät man auf einem Blech im Ofen, nachdem man vorher die Schale aufgeschlitzt hat. Getrocknete weicht man über Nacht ein und bereitet sie in einer Kasserolle im Ofen oder in der Pfanne mit Wasser zu. Wie schon gesagt: nicht vergessen, die dunkelbraunen Häutchen zu entfernen!

Nach dem Einweichen und nachher noch einmal, mit einem Löffel, beim Aufkochen.

Wenn man am Schluß noch einmal aufkocht und die Kastanien noch etwas im Saft schmoren läßt, entsteht eine Süßigkeit, die einen aufmerken läßt. Ein Teil der Stärke hat sich in (Frucht-)Zucker verwandelt. Ein makrobiotisches Dessert. Pour madame.

Wie soll sich die Frau ernähren, verglichen mit dem, was der Mann zu sich nimmt? Im Prinzip gleich. Denn Liebe heißt unter anderem — oder vielleicht vor allem —, zusammen zu essen. Gemeinschaft von Tisch und Bett. Die Kost der Frau soll etwas mehr Yin sein, etwas weniger Yang. Also ein Yang-Plättchen nur für ihn. Oder eine Yin-Speise nur für sie.

Hülsenfrüchte; das Linsengericht

In der Bibel vergab Esau sein Erstgeburtsrecht für ein Linsengericht. Hatte er denn so unrecht?

Hülsenfrüchte wie Getreide sind eines der ältesten Nahrungsmittel der Menschheit und wurden bezeichnenderweise zusammen mit Getreidekörnern gefunden. In Mesopotamien so gut wie bei unseren Pfahlbauern. Getreide, etwas Hülsenfrüchte und dazu ein paar frische Blätter waren die erste eigentliche Mahlzeit des Menschen — den Salat hat die Natur für uns Geschichtsforscher nicht aufbewahrt.

Und auch da wieder: welche Vielfalt in Europa! Nicht nur eine Hülsenfrucht wie Bohnen in Mexiko oder Linsen in Indien, sondern ein ganzer Fächer: Bohnen, Linsen, Erbsen, Kichererbsen.

Eine Mahlzeit mit Hülsenfrüchten hält an — das weiß jede budgetbewußte Hausfrau und jeder hungrige Student. Denn Hülsenfrüchte sind eiweißreich. Linsen zum Beispiel enthalten 23 Prozent Eiweiß. Im Vergleich dazu Rindfleisch: 17 Prozent.

Aber Eiweiß ist nicht einfach Eiweiß. Hülsenfrüchte enthalten gerade diejenigen Aminosäuren, die in den anderen Getreidesorten — außer Reis — untervertreten sind. Sie sind deshalb bei einer nicht hauptsächlich auf Reis aufgebauten Getreidenahrung besonders wichtig.

Und Hülsenfrüchte sollen zusammen mit Getreide gegessen werden. Die verschiedenen Aminosäuren müssen dem Körper gleichzeitig zugeführt werden, soll er aus pflanzlicher Kost Eiweiß bilden. «Sie ernähren sich von Hirsebrei und Bohnen», sagte Plinius von den Galliern. Und sie wußten warum.

Das Kochen von Hülsenfrüchten beginnt am Abend vorher: mit dem Einweichen. Denn Hülsenfrüchte sind wie Getreidekörner Samen; aber es sind getrocknete Samen. Geben Sie ihnen also Zeit, das verlorene Wasser wieder aufzusaugen, bevor Sie Hitze (das Kochen) ins Spiel bringen.

Die zweite Hauptregel: Salzen Sie erst gegen Schluß! Vom Moment an, da Sie das Salz zugegeben haben, kochen Hülsenfrüchte nicht mehr weicher.

Der Rest ist Gefühl. Zum Beispiel, daß man beim Aufkochen die Hitze langsam aufdreht. Die Bohnen sollen nicht tanzen im Topf. Oder daß man das Wasser so bemißt, daß am Schluß gerade noch genug da ist für das Salzen und nochmalige Aufkochen.

Linsen koche ich, im Unterschied zu anderen Hülsenfrüchten, nicht im Dampfkochtopf. Beim Kochen im Dampfkochtopf wird Zeit (Yang) durch Hitze und Druck (ebenfalls Yang) ersetzt. Das Ventil kommt erst obenauf, wenn alle Luft ausgeströmt ist.

Achten Sie auch beim Einkauf von Hülsenfrüchten darauf, woher sie kommen. Linsen aus Senegal mögen sehr gut sein: für die Leute in Senegal.

Aber Makrobiotik ist nicht das, was Sie aus dem Laden mit nach Hause tragen — Makrobiotik ist eine Idee. Makrobiotik ist Weltverständnis. Daraus abgeleitet Selbstverständnis. Und das ist gleichbedeutend mit Lebensfreude.

Garbanzos, Minestrone

Haben wir Linsen auf Platz eins unserer Hülsenfrüchte gesetzt, so kann kein Zweifel darüber bestehen, was auf Platz zwei folgt: Kichererbsen, obwohl heute nur noch wenig bekannt, verkörpern beste europäische Tradition. Sie wurden im Gebiet rund um das Mittelmeer erstmals gezüchtet und hatten ihren festen Platz in der Küche des alten Rom.

Lebendig hat sich die Tradition in Spanien erhalten. Kein Wunder — mit ihrem delikaten Geschmack spiegeln sie die vornehme Kultiviertheit dieses großen Volksstammes. Auf ein Dutzend verschiedene Arten werden die geliebten Garbanzos zubereitet. Hauptsache ist immer: lange genug kochen.

Ich selbst finde, Bohnen schmecken am besten im eigenen Saft: in dem, was vom Kochwasser am Schluß noch übrigbleibt, während Kichererbsen vollständig trocken auf den Tisch kommen sollen. Höchstens im Sommer mit ein paar Pinseltupfen Grün. Lattich zum Beispiel. Oder natürlich Schnittlauch.

Und anderntags bestäube ich sie leicht mit Mehl, salze ein wenig nach und erhitze sie in der trockenen gußeisernen Pfanne.

Alle Hülsenfrüchte lassen sich sowohl als Gericht wie auch als Suppe zubereiten — mit einer Ausnahme: gelbe Erbsen. Hier bleibt nur die Suppe. Wobei man sich fragen kann, ob eine gute, feste, lang gekochte Erbsensuppe eine Suppe ist oder ein Gericht.

Jedes Land hat seine Erbsensuppe. Mir schmeckt die holländische. Sellerie fein schneiden, mit etwas Lauch zusammen dünsten, warmes Wasser zugeben und zugedeckt weichschmoren. Unterdessen die Erbsen kochen, bis sie fast gar sind. Die beiden Sachen zusammengeben, salzen, mit Petersilie würzen und noch eine gute Weile ziehen lassen. Je länger, desto besser.

Eine andere Erbsensuppe ist ebenso einfach wie gut: Erbsen und Kombualgen. Die Erbsen über Nacht einweichen, die Kombu eine Viertelstunde mit den Erbsen.

Vergessen wir darob die Minestrone nicht, unsere schönste Hülsenfruchtsuppe! Angefangen wird mit den Bohnen; es sollen gewöhnliche braune Borlottibohnen sein. Fortgefahren wird mit den verschiedenen Gemüsen — je nachdem, wieviel Kochzeit sie erfordern. Zum Abschluß der Reis. Getreide, Gemüse, Hülsenfrüchte — der makrobiotische Dreiklang.

Ein Stuhl muß mindestens ein Bein haben, damit man darauf sitzen kann. Getreide. Drei Beine muß er haben, damit er steht. Getreide, Gemüse, Hülsenfrüchte. Wenn er vier Beine hat, ist es ein richtiger Stuhl: Fermentiertes.

Die Fermentierten; Sauerkraut

Sauerkraut ist eines der wenigen deutschen Wörter, die in den internationalen Sprachgebrauch eingegangen sind. Sauerkraut ist eines der vielen guten Dinge, die Deutschland zur europäischen Küche beigesteuert hat. Das Geheimnis, wie beim Miso, liegt in der Fermentation.

Fermentiertes ist haltbar. Aber Fermentation ist mehr als Konservierung. Fermentation ist eine Umwandlung: etwas Neues, Andersartiges entsteht. Sauerkraut ist nicht einfach geraffelter, haltbar gemachter Kohl. Malz ist nicht Gerste. Und Wein ist nicht Traubensaft.

Eine Umwandlung, ohne daß von außen etwas dazukommt. Eine Metamorphose also. So wie aus Kalkstein Marmor entsteht. Oder der Schmetterling aus der Raupe.

Sauerkraut enthält zum Beispiel doppelt soviel Vitamin C wie der Kohl, den man einfüllt. Das Mehr hat die Natur im Verlauf der Gärung synthetisiert.

Man spricht von der Milchsäuregärung. Das ist eine Sache des Namens. Es ist im Prinzip der gleiche Vorgang, der sich beim Sauerwerden von Milch abspielt und an dem Mikroorganismen, Bakterien, beteiligt sind. Diese Bakterien spielen eine wichtige Rolle beim Verdauen von pflanzlichem Eiweiß.

Machen wir Sauerkraut! Sie brauchen einen großen Topf aus Steingut. Sie brauchen den besonderen

Sauerkrautkohl; man kennt ihn am leicht zugespitzten Kopf. Sie raffeln den Kohl fein, damit der Saft austreten kann. Sie streuen Salz dazwischen, etwa zwei bis drei Prozent.

Jetzt kommt der eigentliche Spaß. Jede Lage bearbeiten Sie mit den Fäusten, bis das Kraut Wasser zieht und der Saft zu steigen beginnt. Milchsäuregärung setzt Luftabschluß voraus, und diese Rolle übernimmt das Wasser. Wenn der Topf voll ist, mit ein paar schönen, großen Blättern abschließen und ein Gewicht drauflegen: für den Druck. Salz, Druck und Zeit sind die aktiven Faktoren.

Überall werden Sie hören, oben brauche es ein feines Tüchlein, und Sie werden fragen: wozu? Im Verlauf der Gärung entsteht an der Oberfläche ein weißlicher Belag. Dieser wird entfernt. Wenn Sie das Tüchlein drauflegen, brauchen Sie dieses nur von Zeit zu Zeit auszuwaschen.

Lassen Sie das frisch zubereitete Sauerkraut etwa eine Woche in der Küche stehen! Die Zimmertemperatur ist der Fermentation förderlich. Und Sie hören und sehen, wie die Gärung in Gang kommt. Erst dann stellen Sie den Topf in den Keller. Achten Sie darauf, daß das Einmachgut immer mit Wasser bedeckt ist. Sobald Luft dazukommt, entsteht Fäulnis. Und Fäulnis gibt es auch, wenn Sie nicht biologisch gezogenen Kohl besorgt haben. Die Stunde der Wahrheit ...

Jeder Sauerkrautmacher schwört auf seine Gewürzmischung. Soviel Wacholder, soviel Dill, soviel Weiß-ich-was. Mein Tip: Würzen Sie Ihr erstes Sauerkraut überhaupt nicht! Wahrscheinlich werden Sie es auch das zweite Mal nicht tun — so gut wird es Ihnen gelingen. Würzen können Sie immer noch, beim Kochen.

Sauerkraut kocht man nicht im Wasser, sondern im Dampf. Im eigenen Dampf. So, wie es aus dem Keller kommt in die Pfanne geben, leicht zusammenpressen, damit genügend Saft am Boden ist, und garkochen. Hier erinnern wir uns natürlich an Wilhelm Buschs Witwe Bolte. Tatsächlich, Sauerkraut wird mit jedem Aufwärmen besser.

Aber Sauerkraut schmeckt auch gut roh. Als Beilage oder nach dem Essen. Sauerkraut ist im Winter, was Salat im Sommer ist.

In gewissem Sinne ist Sauerkraut wie Reis. Es paßt zu vielem, zu fast allem. Welche (y)innige Süße zum Beispiel in Gerste steckt, erfahren Sie, wenn Sie Sauerkraut mit Gerste und Kümmel kochen. Das ist ein Gericht aus Polen. Alles zusammen kalt ansetzen, aufkochen, zugedeckt auf kleinem Feuer garkochen, bis sich am Boden eine Kruste zu bilden beginnt.

Die beiden vielseitig Kombinierbaren lassen sich aber auch direkt kombinieren. Dazu sagt man Tschorba. Das Gericht ist auf dem Balkan zu Hause. Karotten und Sellerie mit Petersilie und Zwiebeln zusammen dünsten, warme Gemüsebouillon zugeben, salzen und aufkochen. Dann den Reis einlaufen lassen und etwa nach der Hälfte der Kochzeit rohen Sauerkrautsaft beigeben.

Kapusta, Pickles

Salzgurken werden genau gleich zubereitet wie Sauerkraut. In Scheiben schneiden, Salz und etwas Dillkraut dazwischenstreuen.

Aber es dürfen auch verschiedene Sachen sein. In Rußland zum Beispiel sind es Gurken, Karotten, Äpfel und Zwiebeln. Kapusta sagt man dazu — der Vierklang stimmt.

Das Prinzip bleibt sich immer gleich. Einschichten, Salz dazwischenstreuen, beschweren. Nehmen Sie zum Beschweren keinen Kalkstein — er zieht das Wasser an sich —, sondern einen aus Granit oder Basalt!

Fermentation verlangt Luftabschluß: Bis jetzt haben wir Gemüse eingemacht, die das dazu benötigte Wasser selbst in den Topf mitbrachten. Von Pickles spricht man, wenn man in Salzwasser einlegt, weil diese Gemüse zu wenig Wasser enthalten. Der Druck fällt weg. Als aktive Faktoren bleiben Salz und Zeit.

Bei Pickles ist es wie bei den Kindern. Es gibt geplante und ungeplante. Die ungeplanten Pickles bestehen in der Verwendung von allem, was beim Gemüserüsten anfällt. Der Salatstrunk, die harten Rippen der Kohlblätter. Runden Sie mit dem einen oder mit dem anderen ab, und Sie haben aus ungeplanten Pickles geplante gemacht!

Also mit Karotten, mit Selleriewürfeln. Mit ein paar Getreidekörnern. Aber nicht mit Hülsenfrüchten.

Mit einem Lorbeerblatt, mit Nelken, mit Fenchelsamen. Jedes Glas Pickles soll wieder anders sein. Das ist ein Feld zum Komponieren.

Pickles brauchen weniger Zeit als Sauerkraut, bis sie gut sind. Sie halten dementsprechend auch weniger lang. Die Pflege ist genau dieselbe. Von Zeit zu Zeit den weißlichen Belag abschöpfen: Er stammt von andersartigen Mikroorganismen, die sich von den Milchsäurebakterien ernähren. Wenn Ihre Pickles glitschig (Yin) werden, ist zuwenig Salz (Yang) im Spiel.

Sauerkraut ist fermentiertes Gemüse, Miso ist eine fermentierte Hülsenfrucht. — Warum fermentieren wir Getreide nicht? Natürlich, man hat das in Osteuropa seit Jahrhunderten getan. Diese Suppen brauchen zwei Tage — aber Sie brauchen nicht zwei Tage lang dabeizustehen. Sie nehmen ein Korn, mahlen es grob zu Grütze (zur Not geht auch ein Vollkornmehl), setzen es in handwarmem Wasser an, bedecken es mit einem Papier und stellen es an einen zugfreien Ort. Jedesmal, wenn Sie in die Küche kommen, rühren Sie leicht um.

Nach zwei Tagen ist die Suppe fertig. Sie brauchen nur noch Wasser zum Kochen zu bringen, das mittlerweile Gegärte langsam einlaufen zu lassen, kräftig aufkochen zu lassen und zu salzen. Dann geben Sie im Sommer frisches Gemüse dazu, im Winter getrocknete Kräuter und lassen noch etwas ziehen.

Jedes Getreide läßt sich auf diese Art fermentieren. Aber Weizen und Roggen kommen auf unserem Menüplan leicht zu kurz, weil ihre Zubereitung doch einige Zeit erfordert. Hier läßt sich das ausgleichen.

Von den drei aktiven Faktoren ist noch einer geblieben: die Zeit. Beim Miso geht es um Jahre, beim

Sauerkraut um Monate, bei Pickles um Wochen und bei fermentierter Getreidesuppe um Tage. Natürlich steht eine Misosuppe über einer sauren Roggensuppe, genauso wie der Diamant über dem Bergkristall steht. Aber ich habe den Bergkristall fast noch lieber — weil er hier gewachsen ist.

Küchenkräuter, Gewürze

Ein mittelalterliches Kloster ohne ein Gewürzgärtchen ist undenkbar. Und Karl der Große bestimmte persönlich, welche Küchenkräuter auf den kaiserlichen Hofgütern anzupflanzen seien. Europa hat eine Gewürztradition, auf die wir stolz sein können. Ins Pfefferland also mit dem Pfeffer! Aus dem Prinzip der räumlichen Ordnung heraus.

Aber: brauchen wir überhaupt Gewürze, auch solche, die hier wachsen? Kochen Sie am Anfang (jede Speise) ganz ohne zu würzen! Lernen Sie sie kennen — ihre Eigenart, ihren Charakter, ihre Persönlichkeit. Lernen Sie sie zubereiten! So, daß Reis nach Reis schmeckt und Roggen nach Roggen. Lernen Sie kochen!

Erst wenn Sie soweit sind, dürfen Sie sich an das Gewürzkästchen heranwagen. Zur Abwechslung, für ein Festmenü. Oder um ein Gericht mehr Yin (zum Beispiel mit Basilikum) oder mehr Yang (zum Beispiel mit Salbei) zu machen. Gewürze können auch verbinden. Hafer und Linsen für eine Suppe passen nicht unbedingt zusammen: mit Estragon geht es. Und Gewürze können helfen, wenn ein Teil der Pflanze fehlt — bei Krautstielen (Mangoldrippen) zum Beispiel die Wurzel. Also mit Yang würzen, mit Kümmel.

Aber wenn Sie noch so sicher zu wissen glauben, wie «man» ein Gericht würzt, kochen Sie es von Zeit zu Zeit wieder ganz ohne Würze. Würzen ist wie

Kosmetik. Die beste Kosmetik ist gar keine, die zweitbeste wenig. Ohne Gewürz sehen Sie das Gesicht der Speise — nicht die Maske.

Hüten Sie sich vor Mononatriumglutaminat! Es ist die Substanz, die in den meisten Gewürzmischungen enthalten ist und leider auch in fast allen nichtmakrobiotischen Restaurants verwendet wird. Bestellen Sie im Restaurant Ihre Forelle «blau», das heißt aus dem kochenden Wasser. Dann schmeckt sie Ihnen!

Gehen wir nun zusammen die Liste «Vater Karls» durch:

Anis, Dill, Fenchel, Kerbel, Koriander,
Kümmel, Liebstöckel, Mohn, Petersilie,
Rosmarin, Salbei, Schnittlauch, Senf.

Alle meine Freunde sind darunter — welches sind die Ihren?

Kaffee, Bier, Tee

Münchner Bier, Pilsner Bier, dunkles englisches Bier — Europa ist weltberühmt für seine Biere wie Südamerika für Kaffee und der Osten für Tee. Bier wird aus Malz (fermentierte Gerste) und aus Hopfen zubereitet. Daran hat sich seit Jahrtausenden nicht viel geändert. Zum Glück! Wenn uns Japans Makrobiotiker necken wollen, sagen sie, das Bier sei das Miso Europas.

Alkohol ist natürlich schrecklich Yin. Doch dieses Buch ist für Erwachsene: Sie müssen selbst wissen, wann und wieviel. Wie wenig. Je besser Sie sich fühlen, desto größer darf Ihre Yang-Yin-Spanne sein. Wenn Sie sich nicht gut fühlen, gehen Sie ganz in die Mitte zurück. Nicht zu den Extremen — wie das der Bürger macht.

Wieder das Prinzip der räumlichen Ordnung. Überlegen Sie sich, welche Bierbrauerei am nächsten liegt. Das Bier, das dort gebraut wird, wird Ihnen am besten schmecken. — Lassen Sie soviel wie möglich von der Kohlesäure in die Luft! Dort gehört sie hin.

Verglichen mit Tee aus dem Osten, wirken unsere einheimischen Teesorten eher blaß. Es sind nette, freundliche Getränke, die alle ein bißchen nach Großmutter und Krankenbett schmecken. Eine Sorte sticht heraus: Stechpalmentee. Im Mai pflücken, am Schatten trocknen. Kalt ansetzen, eine gute Weile kochen. Sehr Yang.

Sie kennen sie alle, die gebrannten Wässerlein mit den wohlklingenden Namen, die «gut für den Magen» sind. Dahinter steckt ein einziges kleines Kräutlein, Wermuth, *absinthe* auf französisch. Einen halben Teelöffel mit einer Tasse kochendem Wasser übergießen, zehn Minuten ziehen lassen, absieben. Sehr langsam trinken, Schluck für Schluck.

Etwas Wermuthtee ist bei mir im Koffer. Reisen heißt, sich in eine neue Umgebung einfügen. Das erfordert einiges von uns. Wermuth hilft — wie die Umebosipflaume.

Haben Sie schon einmal Kaffee aus grünen (Kaffee-)Bohnen getrunken? Eben! Das Kaffeehafte am Kaffee ist der Röstgeschmack. In Brasilien nimmt man dazu eine Bohne, bei uns Getreidekörner, Früchte oder Wurzeln. Malzkaffee, Eichelkaffee, Kaffee aus Löwenzahnwurzeln.

Doch das ist nun ein anderes Rösten als das Trokkenrösten von Getreide für eine Mahlzeit. Jetzt darf es richtig heiß werden in der Pfanne.

Finden Sie Ihre Mischung selbst! Die Basis ist bei mir Malz, gekeimte Gerste. Die Körner auf einem Tüchlein in Wasser einlegen, bis die Keime etwa halb so lang sind wie die Körner. Geröstet wird natürlich eine größere Menge, gemahlen aber erst vor dem Kochen. In kochendes Wasser einschütten und etwa fünf Minuten brodeln lassen.

Die Eicheln sammelt man im Herbst, schneidet sie in Stücklein, trocknet sie an der Sonne. Dann werden auch sie geröstet. Löwenzahnkaffee wird genau gleich zubereitet.

Eicheln sind im Aufbau sehr ähnlich wie die Getreidearten. Sie müssen unseren Pfahlbauern als Nahrung gedient haben.

Früchte, Nüsse

Warum nehmen Früchte einen so unbedeutenden Platz in der makrobiotischen Ernährung ein? Beim Getreide essen wir den Samen ohne die Hülle — bei den Früchten meistens die Hülle ohne den Samen.

Die Natur will ein kleines Spielchen mit uns spielen. Wir sollen die Verbreitung des Samens übernehmen. Die Hülle wird deshalb sehr attraktiv ausgebildet, damit wir die Frucht essen. Der Samen wird klein und zäh ausgebildet, damit er unseren Verdauungstrakt übersteht, oder, wie beim Steinobst, vollständig eingekapselt.

Die Regel ist deshalb einfach: Früchte sind als Nahrung in Ordnung, sofern man die ganze Frucht essen kann und wenn man die Kerne gut zerbeißt, kaut.

Ganz anders bei den Nüssen. Hier ist die Verpakkung nicht Köder, sondern Schutz. Nüsse sind eine wertvolle Quelle für Lipoide (Fettstoffe). Der Norden Europas bringt Baumnüsse und Haselnüsse hervor, der Süden Mandeln und Erdnüsse. — Nüsse sind Yin. Sie schmecken deshalb am besten erwärmt, geröstet.

Gut auch die Kerne. Mohnsamen, Sonnenblumenkerne, Sesamkörner. Sesam verfeinert, bereichert — das wußten schon die Köche im alten Rom.

Und wieder das Prinzip der räumlichen Ordnung. Essen Sie Apfelsinen — wenn Sie in Sizilien sind. Sonst nicht.

Summa summarum

Warum keine Milch(-produkte)? Weil Milch für Kälber ist. Für sie hat die Natur sie bestimmt, und entsprechend ist sie aufgebaut. Milch enthält mehr als doppelt soviel Eiweiß wie menschliche Muttermilch. In der chemischen Reaktion ist sie sauer und nicht alkalisch. Und dann sind wir ja erwachsen. Milch ist Säuglingsnahrung — für Kälber.

Wir Makrobiotiker sind keine Vegetarier. Wir achten das pflanzliche Leben genauso hoch wie das tierische. Wir essen ganz gerne Fisch, an einem Sonntag ein knuspriges Hähnchen und alle Schaltjahre einmal ein anderes Stück Fleisch. Aber nicht als tägliche Nahrung. Dazu stehen uns diese Warmblüter und Säugetiere artmäßig viel zu nahe. Würden Sie etwa Affenmilch trinken?

Viehzucht ist Feigheit. Wir setzen unsere Verwandten, die Säugetiere, gefangen und töten ihre Kinder. Jedes gefangene Tier ist unglücklich.

Nehmen Sie nur glückliche, wohlgeformte Gebilde zu sich, und Sie werden selbst glücklich sein! Eine Handvoll goldener, reifer Hirse, das Baukunstwerk eines Blumenkohlkopfes oder einen perlsauberen Fisch, der sich munter im Wasser getummelt hat. Aber vergessen Sie das Schema auf Seite 14 nicht. Und denken Sie auch an jene beiden andern dort erwähnten Punkte! — Wissen Sie sie noch?

Restaurants . . .

Aix-en-Provence:
Le blé en herbe, 7, rue Mignet
Amsterdam:
Oost West Centrum, Achtergrat 17
Berlin 62:
Makrobiotisches Restaurant,
Koburger Straße 5
Bern:
Sesam, Monbijoustraße 19
Florenz:
Centro macrobiotico, 4, via dei Sarragli
Genf:
La moisson, 27, rue Voltaire
Genua:
La buona terra, 35–36, corso Buenos Aires
Hamburg:
Lorien, Karolinen-Straße 7
Lausanne:
Le bio, 9, rue de la mercerie
Lissabon:
Chacra, 1–5, rua Augusto Machado
Colmeia, 110, 2°, rua da Emenda
London-NW:
Sunwheel Restaurant, 3, Chalk Farm Road
Lyon:
A la corne d'abondance,
28, rue François-Garcin

Mailand:
Il buon seminatore, 4, via stampa
Centro macrobiotico, 7, via larga
Il girasole, 32, via Vincenzo Monti
Marseille:
A la bonne vie, 2, rue St-Savournin
München:
Erdgarten, Neureuther Straße 23
Paris:
Le Grenier de Notre-Dame,
18, rue de la bucherie (5e)
Chez Nelly, 35, rue Linné (5e)
Le bol en bois, 35, rue Pascal (13e)
Rom:
Le 7 spighe, 76, via Crescenzio
Centro macrobiotico, 14, via Vite
Il seme e la foglia, 48, campo dei fiori

Einkaufstip

Ob als biologisch angepriesenes Gemüse tatsächlich ohne chemische Düngung gezogen ist, erkennen Sie daran, daß es nicht fault, wenn Sie es fermentieren (vgl. Seite 61). Vollkorngetreide, Hülsenfrüchte, getrocknete Kräuter und einheimische Gewürze erhalten Sie in jedem Naturkostladen oder Reformhaus.

... und ein paar sehr lesenswerte Bücher

Aubert Claude Une autre assiette. Editions Debard, Paris, 1979.

Bommer S. Getreidegerichte. Verlag M. Klug, München, 1978.

Brown Edith and Sam Cooking Creatively with Natural Foods. Ballantine Books, New York, 1972.

Bumgarner Marlene Anne The Book of Whole Grains. St. Martin's Press, New York, 1976.

Clausnitzner Ilse Wegweiser in die Makrobiotik. Drei Eichen Verlag, Engelberg und München, 1975.

Esko Wendy Macrobiotic Cooking. Japan Publications, New York, 1979.

Kushi Michio The Book of Macrobiotics. Japan Publications, New York, 1977.

Kushi Michio The Book of Do-In. Japan Publications, New York, 1979.

Kushi Michio Natural Healing. East West Publications, Boston, 1978.

Magariños Hélène Pour une vie nouvelle. Editions Debard, Colombier, Paris, 1980.

Nöcker Rose-Marie Die makrobiotische Küche. Wilhelm Heyne Verlag, München, 1980.

Ohsawa George Zen-Makrobiotik. Verlag Franz Thiele, Hamburg, 1977.

Simon Paul L'assiette macrobiotique. Centre macrobiotique Lausanne, 1979.

Van der Seelen et al. Livre de la cuisine naturiste et macrobiotique. Publications Lima, St. Martin-Latern, Belgique.

Sachwortverzeichnis

Bewährte Ratgeber für Ihre Gesundheit

D. C. Jarvis

5 x 20 Jahre leben

27. Auflage, 196 Seiten, gebunden.

Die einfachen und wirksamen Behandlungsmethoden der Vermonter Volksmedizin, erprobt von einem erfahrenen Arzt. Ein Ratgeber für alle, die bis ins hohe Alter jung und gesund bleiben wollen. Wesentliches Element der Volksmedizin ist der Apfelessig, dessen Wirkungsweise und richtige Anwendung ausführlich beschrieben werden. Das Buch hat vor allem jenen Menschen viel zu bieten, die sich nicht damit abfinden, die Abnahme der körperlichen Kräfte, den Verfall als etwas Unvermeidliches hinzunehmen. Allein von der deutschen Ausgabe des Buches wurden bisher rund 350 000 Exemplare verkauft.

D. C. Jarvis

Rheuma ist kein Schicksal

11. Auflage, 197 Seiten, gebunden.

In diesem Buch zeigt Dr. Jarvis, daß rheumatische Beschwerden, die zu den verbreitetsten Krankheiten gehören, keineswegs als unabwendbares Schicksal akzeptiert werden müssen, sondern daß die Natur auch dafür wirksame Mittel bereithält. Hier wird anschaulich erklärt, wie man rheumatischen Krankheiten vorbeugt und sie heilt, wenn man nicht gegen die Natur lebt.

Ruth Kunz-Bircher

Gesund mit Bircher-Benner

Ratschläge, Rezepte, Behandlungsmethoden für ein natürliches Leben
2. Auflage, 256 Seiten, gebunden.

Die bahnbrechenden Entdeckungen für eine natürliche Ernährung und die sich daraus ergebenden Reformen des Speisezettels für Kranke und Gesunde sind weltweit berühmt geworden. Im vorliegenden Buch hat die Tochter von Dr. Bircher-Benner seine wichtigsten Diätanweisungen und Lebensprinzipien zusammengestellt. Es enthält aber nicht nur Ratschläge und Rezepte, sondern zeigt auch, daß man sich bei richtiger Ernährung wohler fühlt. Schon vor dreißig Jahren hat der leidenschaftliche Forscher Dr. Max Bircher-Benner Vorsorge- und Heilkuren entwickelt, die heute mehr denn je von brennender Aktualität sind.

Mannfried und Ursula Pahlow

Richtig würzen - Gesünder leben

Eine Anleitung für den richtigen Umgang mit Gewürzen
215 Seiten, 50 Strichzeichnungen, gebunden.

Dieses Gewürzbuch will den Leser lehren, gesünder zu kochen und dadurch gesünder zu leben. Daß für eine gesunde Kost die verschiedensten Gewürze von größter Bedeutung sind, ist hinlänglich bekannt, und dennoch werden Gewürze immer noch viel zuwenig beachtet.

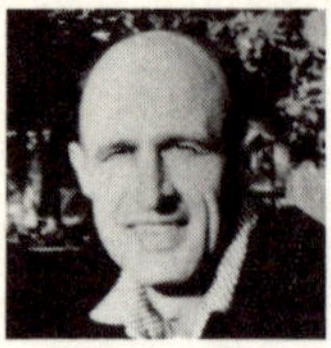

Der Autor
Max Grell,
geboren 1927,
wuchs am Zürichsee auf.
Er besuchte die Mittelschule in Zürich und die Hochschule St. Gallen.
Danach lebte er als Austauschstudent in den Vereinigten Staaten (University of Pennsylvania und Yale). Nach seiner Rückkehr nach Europa trat er in den Unilever-Konzern ein, für den er in Frankreich und in der Schweiz tätig war, zuletzt als Werbeleiter. Seit 1962 ist Max Grell selbständiger Texter und Werbeberater. Mit der Makrobiotik kam er 1978 erstmals in Berührung — es war «Liebe auf den ersten Blick».